Tabata

Einfach und schnell Muskeln aufbauen und Fett verbrennen - die ultimative Methode für deinen Traumkörper!

Bonus:
10 komplette Workouts für 6 Wochen Training + Intervallfasten für deinen absoluten Trainingserfolg

von Marie Lichtinger

Inhaltsverzeichnis

1 Einleitung / Vorwort

Suchst du nach einem effizienten Weg, dich körperlich fit zu halten? Das Tabata Training ist genau das richtige für dich. Mit dieser Trainingsmethode lassen sich gezielt Muskeln aufbauen, Fett verbrennen oder ein paar Kilo abnehmen. Das Beste daran ist, Tabata kann jeder lernen und letztendlich benötigst du nur wenige Minuten Zeit am Tag, um spielend leicht zu deinem Traumkörper zu gelangen. Der folgende Ratgeber soll erklären, was Tabata überhaupt ist und wie sich das Training im Einzelnen aufbaut. Auch lernst du, welche Voraussetzungen du für das Workout erfüllen musst und ob man gegebenenfalls eine Ausrüstung benötigt. Dir wird weiterhin erklärt, welche positiven Effekte Tabata auf dich, deinen Körper und den Trainingserfolg haben kann. Zum Schluss bekommst du noch ein paar Übungen mit auf den Weg, die in dein regelmäßiges Tabata Training einfließen können.

2 Tabata: Start in ein besseres Leben

Tabata – Eine Definition

Bei Tabata handelt es sich um ein intensives Training, das sich in verschiedene Einheiten bzw. Intervalle unterteilt. Der Fokus liegt beim regelmäßigen Training einerseits auf dem Aufbau von Muskelkraft, andererseits erfährt das Herzkreislaufsystem eine Stärkung. Für das Training musst du lediglich etwa vier Minuten Zeit einplanen: Insgesamt kann ein Trainingsplan aus acht einzelnen Intervallen bestehen. In jedem Intervall trainierst du eine andere Übung für etwa 20 Sekunden. Die Intensität wird dabei stets hoch gehalten. Jede Übung sollte dabei 12- bis 15-mal innerhalb der 20 Sekunden wiederholt werden. Anschließend kann eine kurze Pause eingelegt werden, die etwa 10 Sekunden dauern sollte, bevor es an das nächste Intervall geht.

In Summe bedeutet dies also: 20 Sekunden hart trainieren, 10 Sekunden Pause, dann wieder 20 Sekunden Training gefolgt von 10 Sekunden Pause. Ein Intervall besteht dadurch aus 30 Sekunden. Acht

Intervalle ergeben exakt die 240 Sekunden, die 4 Minuten entsprechen. Eine schnellere Methode als das Tabata Training gibt es derzeit also nicht!

Tabata und sein Ursprung

Tabata erfreut sich als regelmäßiges hochintensives Intervalltraining mittlerweile großer Beliebtheit. Es wurde vor allem im Leistungssport durchgeführt, findet inzwischen aber sehr stark im privaten Bereich Anwendung. Ursprünglich stammt das Tabata Training aus Japan. 1996 war es der gleichnamige Wissenschaftler, der den Konditionierungsprogrammen damit eine neue Richtung gab und seinen persönlichen Durchbruch erreichte. Er prägte dadurch nicht nur eine neue Form des regelmäßigen Konditionierungstrainings, er schuf auch den Begriff des **H**igh **I**ntensity **I**nterval **T**rainings, kurz HIIT. Tabata führte damals eine Studie durch, die herausfinden sollte, wie Eisschnellläufer ihre individuelle Leistungsfähigkeit steigern können. Dafür erschuf der Japaner das Intervalltraining, welches aus acht Einheiten mit entsprechenden Ruhepausen besteht. Die Sportler führten das intensive Training über einen Zeitraum von sechs Wochen durch. Das

Ergebnis dieser Studie konnte sich sehen lassen. Der Stoffwechsel hat sich dabei verändert und Leistungssteigerungen konnten sowohl im Kraft- als auch im Ausdauerbereich festgestellt und wissenschaftlich nachgewiesen werden.

Die Idee hinter Tabata

Die Idee hinter Tabata besagt, dass es Menschen unterschiedlichen Leistungsniveaus ermöglicht werden soll, schnell zu sportlichen Höchstleistungen zu gelangen. Tabata kann von Männern, Frauen, Leistungssportlern oder Amateuren professionell oder zwischendurch zuhause durchgeführt werden. Es gilt jedoch immer eine Grundregel: „Ohne Fleiß, kein Preis“. In den 20 Sekunden des Trainings muss jeder an seine persönliche Leistungsgrenze gehen. Das oberste Ziel sollte darin liegen, diese Grenze zu verschieben, sodass stückweise immer mehr möglich ist. Bitte beachte aber, dass du dich als Anfänger dieser Grenze langsam nähern musst, um deinen Körper nicht zu überlasten. Bei Unklarheiten lasse dich von einem Arzt oder Fitnesstrainer beraten.

Das Prinzip von Tabata

Das Prinzip, welches sich hinter Tabata verbirgt ist ebenso einfach wie genial. So stellt Tabata eine effiziente und sinnvolle Kombination aus Kraft- und Ausdauertraining dar, weshalb dieses Intervalltraining vor allem im Leistungssport immer beliebter wird. Aber auch du kannst von Tabata profitieren, wenn du dich einfach nur fit halten möchtest. Zum einen wird durch dieses hochintensive Training dein Herzkreislaufsystem angesprochen. Gleichzeitig verbrennt dein Körper durch den Wechsel von Trainings- und Ruhephasen fett. Der dritte wesentliche Vorteil liegt darin begründet, dass im Gegensatz zu zahlreichen anderen Trainingsmethoden die Muskeln nicht außen vorgelassen werden. Mit dem Tabata Prinzip ist es also problemlos möglich, gezielt Fett zu verbrennen, ein paar Pfunde los zu werden und zur gleichen Zeit neue Muskelmasse aufzubauen.

Besonderheiten des Tabata Trainings

Das Besondere am Tabata Training ist, dass binnen kürzester Zeit möglichst viele verschiedene Muskelgruppen im Körper angesprochen werden. An sich fasst Tabata die positiven Effekte vieler anderer Trainingsmethoden in einem sportlichen Programm zusammen, ohne dass dabei viel Zeit investiert werden muss. Es sind tatsächlich nur vier Minuten, die sich in acht separate Intervalle á 30 Sekunden aufteilen. Wer dieses Programm etwa drei bis viermal in der Woche absolviert, kann schon nach wenigen Wochen von den positiven Effekten profitieren. Neben dem zeitlichen Aspekt, der vor allem berufstätigen und vielbeschäftigten Menschen zugutekommen dürfte, sollte auch der mit dem Training einhergehende Nachbrennwert erwähnt werden. Dies bedeutet, dass der Stoffwechsel angekurbelt und die Fettverbrennung angeschoben wird. Nachbrennwert bedeutet, dass dieser Effekt langfristig wirkt. Auch während der Ruhephasen und nach dem Training ist der Körper noch mit der Fettverbrennung und dem Abbau von Kalorien beschäftigt. Eine Gewichtsreduktion ist daher mit Tabata in wenigen Wochen möglich. Eine weitere Besonderheit des hochintensiven Tabata Trainings ist das hohe Maß an Flexibilität. Die Übungen lassen sich mit und ohne Hilfsmittel und vor allem an nahezu jedem Ort durchführen. Du kannst Tabata trainieren, wann immer dir danach ist.

3 Die Vorteile des Tabata Trainings im Überblick

Tabata Training ist besser als die moderate Belastung. So können vier Minuten Tabata Training genau den gleichen Effekt auf den Körper haben, wie etwa 60 Minuten auf dem Crosstrainer. Dies haben auch verschiedene wissenschaftliche Studien belegt. Durch das hochintensive Training verbessert sich zudem die Sauerstoffaufnahme. Im Vergleich zum 60-minütigen Training auf dem Crosstrainer wurden in den Studien keine bedeutsamen Unterschiede festgestellt. Der einzige Unterschied liegt darin begründet, dass der Puls beim High Intensity Interval Training deutlich schneller ansteigt, als bei einem moderaten Ausdauertraining.

Vorteile für den Muskelerhalt und die Verbesserung der Kraftausdauer

Beim Tabata Training geht es darum, binnen 20 Sekunden so viele Burpees, Liegestütze, Kniebeugen etc. wie möglich durchzuführen. Dabei ermüden die Muskeln natürlich deutlich schneller, als bei einem ausgedehnten Krafttraining. Durch die hohe Belastung erfahren die Muskeln jedoch gleichzeitig eine Kräftigung, was sich ganzheitlich auf den kompletten Muskelapparat auswirkt. In den acht einzelnen Intervallen lassen sich so zwischen 50 und 75 Wiederholungen durchführen, je nach individuellem Leistungsstand. Umso mehr Wiederholungen in dieser kurzen Zeit geschafft werden können, desto mehr Muskeln werden angesprochen. Genau diese Wirkungsweise macht das Tabata Training wirklich effektiv.

Maximale Fettverbrennung in nur vier Minuten

Das Tabata Training ist ein Spiel mit der Energie. Während der Trainingseinheiten benötigt der Körper Energie, um die Leistung zu bringen. Zusätzliche Energie wird aber auch benötigt, um in der Ruhephase wieder in einen „normalen" Zustand zu gelangen.

Durch diesen Energieaufwand wird die Fettverbrennung in hohem Maße angekurbelt und wirkt sich auch noch Stunden nach dem Training positiv auf den Körper aus. Du wirst auf dem Markt keine Diät und kaum eine andere Sportart finden, die es dir so schnell ermöglicht, gezielt und gesund Körperfett zu verbrennen.

Vielseitig und facettenreich

Auch wenn das Tabata Training nur sehr wenig Zeit in Anspruch nimmt, darf es als vielseitig und facettenreich bezeichnet werden. Grund dafür ist die Vielfalt der Übungen. Der Zusammensetzung des individuellen Trainingsplans sind keine Grenzen gesetzt. Du kannst dir also immer aussuchen, ob du lieber Sprints zurücklegst, Kilometer auf dem Fahrrad fährst oder die Strecke schwimmend überwindest. Wenn Ausdauer nichts für dich ist, dann kannst du auf die Bodyweight Übungen zurückgreifen, also auf jene Übungen, die dein eigenes Körpergewicht als Grundlage haben. Das Tabata Training ist somit immer abwechslungsreich, da du nicht über einen längeren Zeitraum dieselben Übungen absolvierst. So hat das Training nicht nur einen positiven Effekt auf deine körperliche

Leistungsfähigkeit und deine mentale Stärke, sondern wird deinen Interessen auf individuelle Art und Weise gerecht. Man bestimmt bei Tabata immer selbst, worauf man den Trainingsreiz setzt und in welche Richtung man die Belastungsgrenze definieren möchte.

Schneller Leistung steigern geht nicht

Beim Tabata Training ist man gezwungen in sehr kurzer Zeit so viel Sauerstoff aufzunehmen, wie nur möglich. Dieser Effekt kann bei einem moderaten Ausdauertraining nicht erreicht werden. Durch diese deutlich stärkere Sauerstoffaufnahme verschiebt sich die Leistungsgrenze auch sehr schnell nach oben, was ebenfalls in verschiedenen Studien nachgewiesen werden konnte.

4 Tabata: Für (fast) jeden geeignet

Das Tabata Training richtet sich an (fast) jeden. Es kann von Leistungssportlern ebenso ausgeübt werden, wie im Fitnessstudio oder im eigenen Wohnzimmer. Da es hauptsächlich auf den Wechsel von körperlicher Anspannung und Entspannung ankommt, sind die Übungen selbst nebensächlich. Hier kannst du also auch die Übungen durchführen, die dir am meisten liegen. Wichtig ist lediglich, dass du nach einem Intervall ein paar Sekunden Pause einlegst. Tabata eignet sich für Einsteiger und Fortgeschrittene gleichermaßen. Du solltest jedoch nicht vergessen, dass die damalige Studie des japanischen Wissenschaftlers ausschließlich mit Leistungssportlern durchgeführt wurde. Einsteigern wird daher empfohlen, sich langsam an ein höheres Maß an Intensität heranzutasten. Mit dem Tabata Training gelangt jeder an die Grenzen der eigenen Leistungsfähigkeit. Da es von Intervall zu Intervall schwieriger wird, kann es dir vermutlich am Anfang noch schwerfallen, das intensive Training überhaupt durchzuhalten. Steigere deine Trainingseinheiten und Intervalle also lieber langsam und Schritt für Schritt. Es lohnt sich angesichts der

Vielzahl der Übungseinheiten in das Tabata Training einzusteigen und herauszufinden, welche Übungen einem persönlich liegen.

Wenn du noch weitergehende Infos zum Tabata-Training oder generell zu Fitness haben möchtest, kann ich dir den Blog und den Kurs von Tobias empfehlen, der als Personal Coach tätig ist: http://bit.ly/TabataEmpfehlung. Ich selbst konnte auch viel von seinen Beiträgen lernen.

4.1 Tabata für Frauen: Problemzonen sind Vergangenheit!

Viele Frauen werden Tabata vermutlich trainieren, um ein paar Pfunde zu verlieren oder um im nächsten Sommer wieder in den Bikini zu passen. Mit dem hochintensiven Tabata Training können Frauen ihre Fettverbrennung im hohen Maße ankurbeln. Die ungeliebten Fettpolster verschwinden dabei äußerst schnell. Frauen können aber auch Tabata trainieren, um die körperliche Fitness zu verbessern. Da Frauen zumeist einen gesteigerten Wert auf ihre Figur legen, sollen vor allem die Problemzonen behandelt werden. Das sollte ein flacher, straffer Bauch, ein kräftiger Po und gut trainierte Beine sein. Frauen, die bereit sind an ihre Leistungsgrenze zu gehen – und das müssen sie bei Tabata genauso wie die Männer, können also in vielerlei Hinsicht von dieser Trainingsmethode profitieren und tatsächlich die traumhafte Bikinifigur erlangen.

Das richtige Tabata Workout für Frauen am Anfang

Weniger ist bei Tabata tatsächlich mehr. Deshalb sollten die Damen zu Beginn ihres Tabata Trainings vor allem Durchhaltevermögen und Leistungsbereitschaft mitbringen. Bei der Zusammenstellung der Übungen müssen sich Frauen in den ersten Wochen des Trainings noch nicht überfordern. Es reichen zwei Übungen aus, die immer abgewechselt werden sollten, um die acht Intervalle zu trainieren. Frauen können sich hierbei zum Beispiel für Hampelmänner und Burpees im Wechsel entscheiden. Das klingt zwar vergleichsweise wenig, diese beiden Übungen sind jedoch ohne Probleme in der Lage den ganzen Körper anzusprechen.

Das richtige Tabata Workout für fortgeschrittene Frauen

Frauen, die schon ein paar Wochen Training hinter sich haben und sich schon fitter fühlen, sollten den Trainingsplan nun umgestalten und an die gesteigerte Leistung anpassen. Es können zwei weitere Übungen mit ins Programm aufgenommen werden, die zusätzlich zu den Hampelmännern und den Burpees durchgeführt werden. Empfohlen werden in dieser Phase z. B. Liegestütze und Kniebeugen. Dadurch werden weitere Muskelgruppen im Körper noch gezielter angesprochen. Bei den Kniebeugen sollten Frauen darauf achten, den Rücken möglichst gerade zu halten und dabei ein leichtes Hohlkreuz zu bilden. Der Körper sollte dann soweit heruntergebeugt werden, dass die Knie sich im rechten Winkel befinden. Bei Liegestützen nehmen viele Frauen Reißaus, da diese als anstrengend empfunden werden. Es ist bei Tabata aber durchaus erlaubt, auf die Damenvariante zurückzugreifen, bei welcher die Übung nicht auf Händen und Füßen, sondern auf Händen und Knien im Vierfüßlerstand ausgeführt wird. Das ist nicht weniger effektiv für ein erfolgreiches Tabata Training.

Das richtige Tabata Workout für die Profis unter den Frauen

Wenn du Tabata schon kennst oder schon über einen längeren Zeitraum trainiert hast, dann solltest du den Schwierigkeitsgrad in deinem Trainingsprogramm nochmals verändern und erhöhen. Die grundsätzliche Fitness ist in diesem Stadium bereits vorhanden. Ziel ist es nun, die einzelnen Muskelgruppen noch gezielter anzusteuern. Deshalb sollten zwei Übungen aus dem Kraftsportbereich integriert werden. Frauen können sich diesbezüglich zum Beispiel für Klimmzüge entscheiden.

4.2 Tabata für Männer: Waschbrettbauch und muskulöse Arme und Beine

Während bei Frauen häufig der Abnehmaspekt oder die angestrebte Bikinifigur Gründe sind, um Tabata zu trainieren, wollen Männer häufig ihre Fitness verbessern. Männer genießen es zudem, sich einmal so richtig auszupowern, wobei sie Tabata sehr gut unterstützen kann.

Mit dem richtigen Tabata Workout zum Waschbrettbauch

Auch Männer müssen beim mehrwöchigen Tabata Training bereit sein, über sich hinaus zu wachsen und die eigene Leistungsgrenze nach oben zu verschieben. Am Anfang dürfen die Übungen aber gern noch etwas einfacher gewählt werden, damit sich Mann erst einmal an das schweißtreibende Training gewöhnen kann. Um zunächst Brust, Schulter und Trizeps zu aktivieren, sollte in ein mögliches Workout mit den klassischen Liegestützen eingestiegen werden. Darauf aufbauend kann der Burpee, der sogenannte Hockstrecksprung auf dem Trainingsplan stehen. Hier musst du aus dem Liegestütz mit gestreckten Armen hoch springen. Als drittes Element können Männer sich für Sit-ups entscheiden, die vor allem für ein gezieltes Bauchmuskeltraining verantwortlich sind. Hierbei legt man sich flach auf den Rücken und platziert die Hände neben den Ohren. Der Oberkörper ist dann langsam in die Höhe, also nach vorn zu bewegen. Diese Übungen sollten wiederholt und gewechselt werden, sodass auch acht Intervalle am Ende erreicht werden (Details siehe später bei der Beschreibung der Übungen bzw. den Tabata-Trainingsplänen).

Das richtige Workout, um die Bein- und Rückenmuskulatur zu stärken

Der Waschbrettbauch ist jedoch nicht alles, was Männer mit dem scheinbar perfekten Traumkörper verbinden. Mindestens genauso wichtig ist es, die Bein- und Rückenmuskulatur zu trainieren. Auch hierfür hält Tabata verschiedene Übungen bereit, die an den individuellen Geschmack angepasst werden können. Beginnen sollte man hier ein Tabata Workout mit dem Fatburner schlechthin, den Kniebeugen. Nach der zehn Sekunden langen Ruhepause können Ausfallschritte erfolgen. Abwechselnd wird mit jedem Bein ein Schritt nach vorn gemacht und anschließend wieder in die Hocke gegangen. Trainiert werden bei dieser Übung Quadriceps und Gesäßmuskel. Im dritten Element eines möglichen Workouts für die Bein- und Rückenmuskulatur wird es schon etwas anstrengender, es folgen nämlich 20 Sekunden Klimmzüge. Dadurch lassen sich Bizeps und die Rückenmuskulatur im Allgemeinen gezielt aktivieren. Als vierte Übung können Hampelmänner in einem möglichen Workout den Abschluss bilden. Hier können sich Männer noch einmal so richtig auspowern und sprechen dabei den ganzen Körper an. Bei vier unterschiedlichen Übungen in einem Tabata Workout gilt wieder, dass alle Übungen noch einmal wiederholt werden müssen, um auf acht Intervallsätze zu kommen.

Das richtige Workout für große Muskelgruppen

Männer, die nicht nur einen definierteren Körper bekommen wollen, sondern vor allem ihre Fitness verbessern möchten, sollten bei den Workouts verstärkt auf das Training der Beinmuskulatur achten. Es handelt sich bei Quadriceps und Gesäßmuskeln um die größten Muskelgruppen im Körper. Um dieses Training erfolgreich zu absolvieren, muss der Körper mehr Energie verbrennen, weshalb sich verschiedene Übungen als wirkungsvoll erweisen werden. Hier sollten Männer sich für zwei der Übungen, sprinten, Spinning oder Seilspringen entscheiden. Beide Übungen werden dann im Wechsel durchgeführt, bis die acht Intervalle erreicht wurden.

Wer Tabata nicht machen sollte

Menschen, die an einer Herzkreislauferkrankung leiden, sollten sich lieber für eine andere Trainingsmethode entscheiden. Hier kann es nämlich passieren, dass das Herzkreislaufsystem nicht gestärkt, sondern vielmehr geschwächt oder beschädigt wird. **Wenn du also an einer derartigen Krankheit leiden solltest, besprich dich mit einem Arzt, ob Tabata in Frage kommt oder nicht besser**

eine andere Trainingsmethode gewählt werden muss.

5 Informationen zum Ablauf des Tabata Trainings

Je nach individueller Leistungsfähigkeit, kann das Tabata Training für sich allein stehen oder aber auch den Abschluss einer moderaten Ausdauertrainingseinheit bilden. Auch als Abschluss eines Mehrsatztrainings ist das Tabata Training gut geeignet. Lautet die Zielsetzung, ein paar Pfunde zu verlieren, dann ist das kurze Tabata Training etwa drei- bis viermal in der Woche genau das Richtige für dich. Das Tabata Training lässt sich in verschiedene Phasen einteilen. Zu Beginn sollte die Aufwärmphase stehen, in welcher die Muskeln für etwa fünf bis zehn Minuten durch einfache Dehnübungen aufgewärmt werden sollten. Auf die Aufwärmphase folgt die Belastungsphase. Dies sind jene 20 Sekunden, in welchen dem Körper alles abverlangt werden muss. Zum Schluss folgt die Erholungsphase, welche im Idealfall nicht länger als 10 Sekunden dauern sollte.

Das Ganze wird dann noch weitere sieben Mal wiederholt – und schon ist man fertig mit dem Tabata Training.

6 Einordnung von Tabata im High Intensity Interval Training (HIIT)

Das Tabata Training ist nur eine Form des High Intensity Interval Trainings. Vor allem im Leistungssport haben sich auch andere Formen des Intervalltrainings durchgesetzt. Grund dafür ist die hohe Effizienz. Auch wenn dir HIIT und Tabata vieles abverlangen und dich an die Grenzen deiner Leistungsfähigkeit führen werden, kannst du am Ende von einem starken Effekt profitieren. Die hohe Effizienz für Muskelaufbau und Körperfettverbrennung kommt aufgrund der verschiedenen Intervalle zustande. Da sich intensive Übungseinheiten, die dennoch nicht lange dauern mit noch kürzeren Ruhepausen abwechseln, ist der Körper während einer Tabata Trainingseinheit nahezu fortwährend in Bewegung. Muskeln werden gezielt angesprochen und individuell trainiert. Welche Muskeln durch Tabata angesprochen werden, hängt natürlich auch von den Übungen ab, die durchgeführt werden. High Intensity, also die hohe Intensität bezieht sich dabei auch auf den Abbau aufgenommener Kalorien. So ist der Abbau dieser beim Intervalltraining deutlich höher als bei anderen Methoden. Mit Tabata wird übrigens auch der Stoffwechsel angekurbelt, was sich nicht nur positiv auf die Verbrennung von Körperfetten auswirkt, sondern zudem auch dabei helfen kann, die Ernährung gezielt umzustellen.

7 Steckt hinter Tabata ein Geheimnis?

Auch wenn die Effekte auf den Körper durch das hochintensive Tabata Training enorm sind, ein Buch mit sieben Siegeln ist Tabata deshalb nicht. Vielmehr lassen sich alle Effekte vom Muskelaufbau, über die Fettverbrennung bis hin zur individuellen Leistungssteigerung einfach erklären: Man sollte sich individuelle Ziele setzen, auf welchen das Tabata Training aufgebaut werden soll. Nur durch konkrete Ziele vor Augen kann ein langfristiges Intervalltraining durchgeführt werden.

Geht es dir vorwiegend darum, Fett zu verbrennen und vielleicht ein paar Kilo abzunehmen, dann wirst du andere Übungen durchführen, als jemand, der seinen Muskelaufbau vorantreiben oder seine Ausdauer verbessern möchte. Hinter Tabata steckt also kein Geheimnis, jedoch bietet Tabata viele individuelle Möglichkeiten, die eigenen Leistungsgrenzen zu erweitern.

8 Erreichbare Ziele durch Tabata

Das Tabata Training kann dir viele verschiedene Vorteile bringen. So wird einerseits das komplette Herzkreislaufsystem trainiert und angesprochen. Weiterhin führt regelmäßiges Tabata Training dazu, dass sowohl die aerobe als auch die anaerobe Leistungsfähigkeit eine Verbesserung erfährt. Diese Verbesserung der Leistungsfähigkeit wirkt sich vor allem positiv auf Ausdauersportler aus. Die Leistung lässt sich dabei durch das Intervalltraining in verschiedenen Disziplinen steigern. Ganz gleich, ob du lieber laufen gehst oder zu den Schwimmern gehörst, die Ausdauer lässt sich dabei bei all diesen Sportarten durch Tabata auf jeden Fall deutlich steigern. Das Tabata Training bringt dir aber auch etwas, wenn du einen Mannschaftssport, wie Handball, Fußball oder Basketball betreibst. Hier kann Tabata den Anwender auf extreme Situationen, die während eines Spiels auftreten können, vorbereiten. So muss ein Spieler immer wieder Sprints durchführen. Diese Sprints entsprechend vom Prinzip her immer einem Intervall des Tabata.

Durch das Tabata Training wird also auch die Reaktionsfähigkeit verbessert. Tabata hat nicht nur einen positiven Effekt auf den Körper, sondern kann auch mental viel bewegen. Durch die extrem hohe Intensität kann sich der Mannschaftssportler zum Beispiel auch in Sachen Wettkampfhärte steigern und somit seiner Mannschaft noch besser dienen.

9 Fettverbrennung und Muskelaufbau durch Tabata gleichzeitig angehen

Da es sich beim Tabata Training um ein höchst intensives Trainingsformat handelt, wird der Stoffwechsel extrem stark angekurbelt. Selbst 24 Stunden nach dem Training ist dieser noch merklich erhöht. Die Fettverbrennung kann dadurch ganzheitlich angetrieben werden. Dadurch gelangst du einerseits zu einem gesünderen Körper, weil Kalorien und Fette leichter und dauerhafter abgebaut werden können. Andererseits kann dir Tabata auch dabei helfen, schlanker zu werden und somit zu deinem Traumkörper zu gelangen. Wie bei jedem anderen Sport gilt aber auch bei Tabata: Man muss natürlich dabei bleiben, um dauerhaft etwas zu erreichen. Sind die Pfunde erst einmal gepurzelt, muss niemand mit dem Training aufhören, da es ja noch weitere Effekte gibt, von denen jeder Mensch individuell profitieren kann. Nach der Fettverbrennung steht sozusagen der Muskelaufbau. So muss das Gewebe dann wieder gestärkt werden. Der Vorteil beim HIIT und somit auch beim Tabata Training ist jedoch, dass beides gleichzeitig geschieht. Du kannst mit Tabata verschiedene Muskelgruppen ansprechen, die trainiert und aufgebaut werden sollen. Dabei lässt sich immer zwischen Ausdauerübungen oder Einheiten, die die Kraft verbessern, wählen. Dadurch ist es wiederum möglich, den Bauch zu stärken, einen strafferen Po zu erhalten oder Arme und Oberschenkel zu trainieren. Hier muss letztendlich jeder selbst wissen, worauf es ihm ankommt.

10 Erforderliche Ausrüstung für Tabata

Für das Tabata Training braucht man nicht viel. Da sich das Training nahezu an jedem Ort, auch im eigenen Zuhause durchführen lässt, beschränkt sich die Ausrüstung auf einige wenige Dinge. Sehr wichtig ist ein Timer oder eine Stoppuhr. Schließlich sollte man sich beim Intervalltraining auch an die vorgegebenen zeitlichen Abstände halten. Das Training würde nur darunter leiden, wenn man zwischendurch noch selber mitzählen müsste. Während einer Übung sollte der Timer auf 20 Sekunden eingestellt werden. Innerhalb dieser 20 Sekunden sollten die Übungen so oft wie möglich wiederholt werden. Ziel ist es, dass die Zahl der Wiederholungen zwischen 12 und 15-mal liegt. Anfänger sollten es allerdings etwas langsamer angehen lassen und die Wiederholungen stückweise steigern. Nach den 20 Sekunden erfolgen die 10 Sekunden Ruhepause. Auch hier sollte der Timer wieder genau eingestellt werden, damit man sich an die Vorgaben halten kann und den größtmöglichen Effekt aus seinem Tabata Training herausholen kann. Das Tabata Training kann mit oder ohne Geräte durchgeführt werden. Möchtest du es mit Geräten durchführen, dann zählen natürlich auch diese zur benötigten Ausrüstung. Ansonsten ist darauf zu achten, dass genügend Platz für die Durchführung der Übung ist. Eine Sportmatte auf dem Boden zum Beispiel ist hier sehr hilfreich. Zudem sollte die richtige Kleidung getragen werden. Wichtig ist, dass du dich in deinen Sportsachen wohlfühlst und es nicht zu warm oder zu kalt ist.

Wenn du den Schwierigkeitsgrad deines Tabata Trainings erhöhen möchtest, kannst du verschiedene Geräte zur Hand nehmen. Natürlich kostet das noch mehr Überwindung und man muss bereit sein, über die eigenen Leistungsgrenzen hinaus zu gehen. Zu den Geräten, die du verwenden kannst, zählen etwa Springseile, Klimmzugstangen, Fahrräder, Hanteln oder Rudermaschinen.

11 Regelmäßige Tabata Übungen für Einsteiger und Fortgeschrittene

Die Übungen, aus denen das regelmäßige Tabata Training bestehen kann, sind ebenso vielfältig, wie die positiven Effekte, welche daraus resultieren können. Als Anfänger sollte man es jedoch langsam angehen lassen und zu Beginn des Trainings Übungen wählen, mit welchen man bereits vertraut ist. Bei längerer Trainingsdauer kann man sich dann auch an kompliziertere und intensivere Übungen heranwagen.

Klassische Ausdauerübungen

Das Tabata Training kann aus unterschiedlichen Übungen bestehen. Im Leistungssport sind vor allem die Ausdauereinheiten besonders beliebt und wirkungsvoll. Man kann in den 20 Sekunden zum Beispiel einen Sprint zurücklegen oder schwimmen. Auch Radfahren zählt zu den Übungen, die bei Tabata im Ausdauerbereich Anwendung finden können.

Tabata Übungen mit dem Körpergewicht

Entschließt du dich Tabata ohne Geräte auszuüben, dann solltest du Einheiten wählen, die du lediglich mit dem eigenen Körpergewicht durchführen kannst. Hier spricht der Experte von den sogenannten Bodyweight Übungen. Der Vorteil liegt zum einen darin begründet, dass keine weitere Ausrüstung benötigt wird. Noch wichtiger ist jedoch, dass durch diese Form der Übungen besonders viele verschiedene Muskeln im Körper angesprochen und trainiert werden können.

Typische Fitnessübungen, die du in das regelmäßige Tabata Training ohne Geräte einfließen lassen kannst sind unter anderem Kniebeugen, Liegestütze, Box Jumps, Burpees, Bergsteiger, Klimmzüge oder Hampelmänner. Während du dich am Anfang darauf beschränken solltest, die Übungen ohne zusätzliche Geräte durchzuführen, damit du dich voll und ganz auf die Übung an sich konzentrieren kannst, können fortgeschrittene Tabata Anwender auch zusätzliche Geräte hinzu nehmen, die die Übungen natürlich erschweren. In das Training können beispielsweise Gewichte, Schlingenbänder, Widerstandsbänder,

Gymnastikbälle oder Klimmzugstangen integriert werden.

Wissenswertes für Anfänger

Tabata Einsteigern ist es durchaus erlaubt, die Intervalle eigenmächtig zu verändern und an die eigenen Bedürfnisse respektive an den individuellen Leistungsstand anzupassen. So kann etwa für nur 10 Sekunden geübt werden, während die Ruhepause anfangs ruhig noch 20 Sekunden betragen darf. Jeder kennt den eigenen Körper am besten und weiß, wie viel er sich zumuten kann.

12 Tabata Übungen ohne Geräte im Einzelnen

Bevor dir später fertige Workouts und mögliche Trainingsprogramme mit an die Hand gegeben werden, sollst du die möglichen Übungen zunächst im Einzelnen kennenlernen. Wie du diese am Ende kombinierst, bleibt dir überlassen, wichtig ist nur, das Maximum aus dem Körper heraus zu holen. Im folgenden Kapitel findest du einige Übungspläne wie die einzelnen Übungen ideal kombiniert werden können.

Achtung: Falls dir die Ausführung anhand der Beschreibung nicht klar ist, frage einen Arzt oder Fitnesstrainer um Rat. Für falsch ausgeführte Übungen und damit verbunden Sachschäden oder gesundheitliche Schäden kann nicht gehaftet werden! Tipp: Wenn dir die Fotos als Erklärung nicht ausreichen: Auf Videoportalen im Internet können verschiedenste Übungen detailliert betrachtet und zu Hause selbst ausprobiert werden.

Liegestütze

Liegestütze, auch Push-Ups genannt, sind ein echter Klassiker unter den Körpergewichtsübungen. Liegestütze bieten beim Tabata Training den Vorteil, dass sie tatsächlich den ganzen Körper ansprechen, vor allem jedoch die Oberkörpermuskulatur.

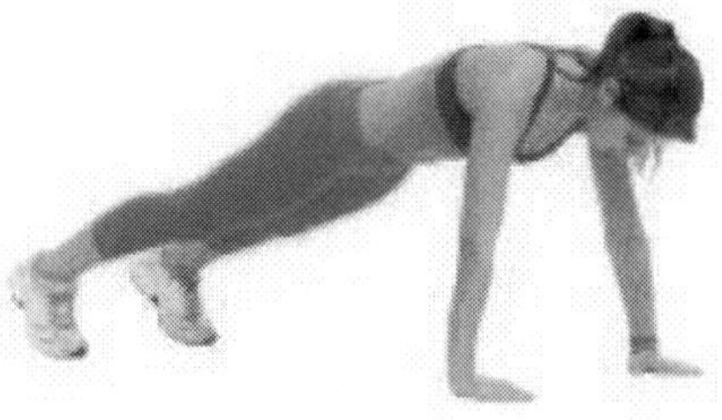

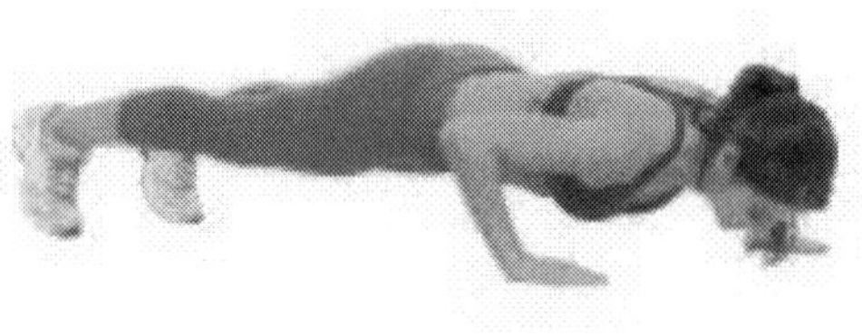

(Quelle: Depositphotos.com)

Kniebeugen

Die Kniebeugen sollten immer dann ein wichtiger Bestandteil des Tabata Trainings sein, wenn es vorzugsweise darum geht, die Beinmuskulatur zu trainieren. Kniebeugen kennt jeder aus dem Sportunterricht, es bedarf jedoch einem hohen Maß an Konzentration und der richtigen Tiefe. Der Rücken muss möglichst gerade gestreckt werden, bevor der Körper nach unten gebeugt wird. Am Ende sollten die Knie im rechten Winkel stehen. Kleine Nachlässigkeiten werden bei dieser Übung am Ende im Trainingserfolg bestraft.

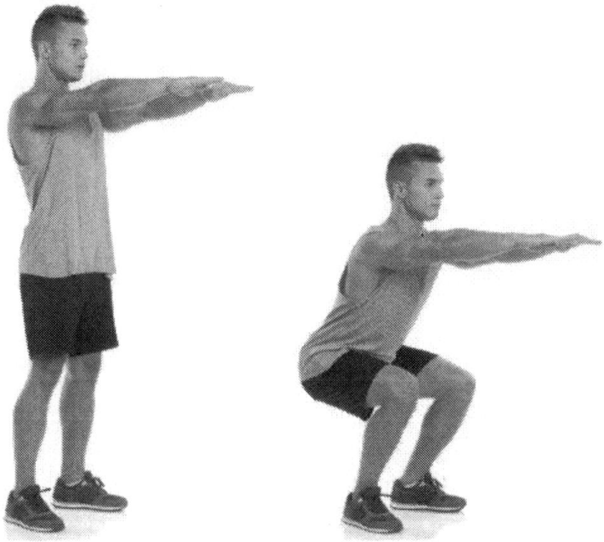

(Quelle: Depositphotos.com)

Hampelmänner oder Jumping Jacks

Auch die guten alten Hampelmänner kennen wir alle noch aus dem Sportunterricht in der Schule. Hampelmänner können vor allem von Tabata Anfängern sehr gut durchgeführt werden. Die im Englischen als Jumping Jacks bezeichneten Hampelmänner sprechen wieder die gesamte Körpermuskulatur an. Hier kann der Trainierende mit Tempo und Intensität spielen. Diese Übung eignet sich perfekt, um an der eigenen Leistungsgrenze zu arbeiten.

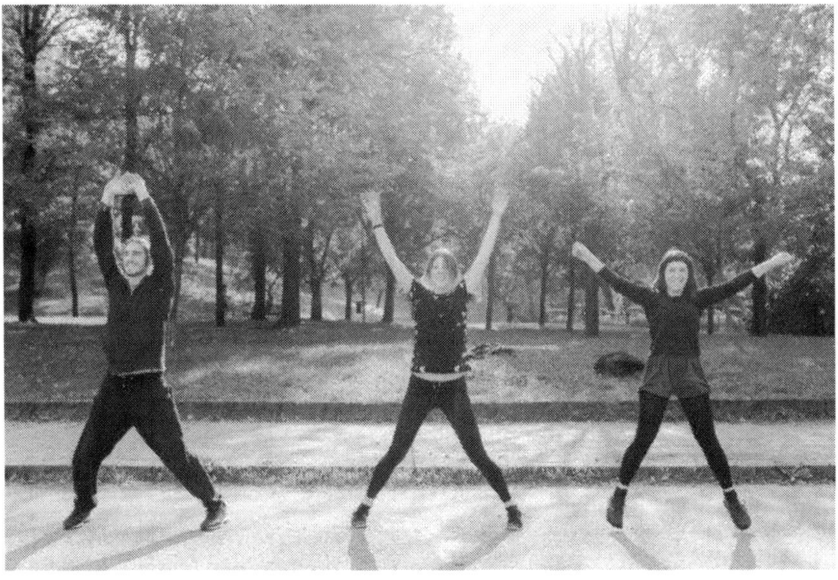

(Quelle: Depositphotos.com)

Sprints

Mit Sprints nahm die Tabata Idee ihren Lauf. In 20 Sekunden kann jeder sehr schnell sprinten und das Maximum aus seinem Körper herausholen. Tabata Sprints stellen im Übrigen auch eine gute Ergänzung zum eigentlichen Lauftraining dar. Nach einem absolvierten 20 Sekunden dauernden Sprint, solltest du jedoch keineswegs stehen bleiben. In der 10 Sekunden andauernden Ruhephase sollte man langsam auslaufen, um den Puls wieder unter Kontrolle zu bekommen. Besonders für Fußballspieler, Handballspieler etc. sind diese Übungen als Intervalltraining sehr gut geeignet!

Burpees

Auch ein Klassiker unter den Tabata Übungen sind die sogenannten Burpees. Dabei handelt es sich um Liegestütze mit eingebauter Flugphase. Burpees zählen zudem zu den anstrengendsten Tabata Übungen überhaupt. Diese besonderen Liegestütze helfen dabei, Schnelligkeit und Intensität zu verbessern. Auch sprechen sie den ganzen Körper an und treiben die Fettverbrennung in hohem Maße voran.

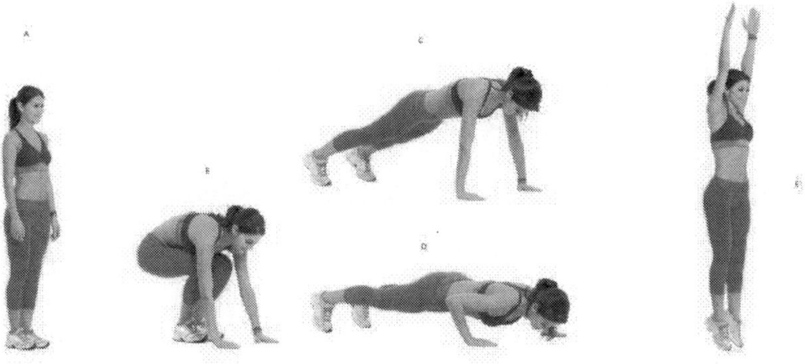

(Quelle: Depositphotos.com)

Ablauf:

A) Gerade hinstellen

B) In die Hocke gehen

C) Liegestütze vorbereiten

D) In der Liegestütze nach unten gehen

E) Nun von der Liegestütze aus wieder wie in Punkt B beschrieben in die Hocke gehen und in die Luft springen

Situps

Lege dich auf den Boden und winkle die Beine wie unten zu sehen an. Anschließend den Oberkörper langsam ablegen und anschließend langsam wieder zur Ausgangsstellung zurückkehren.

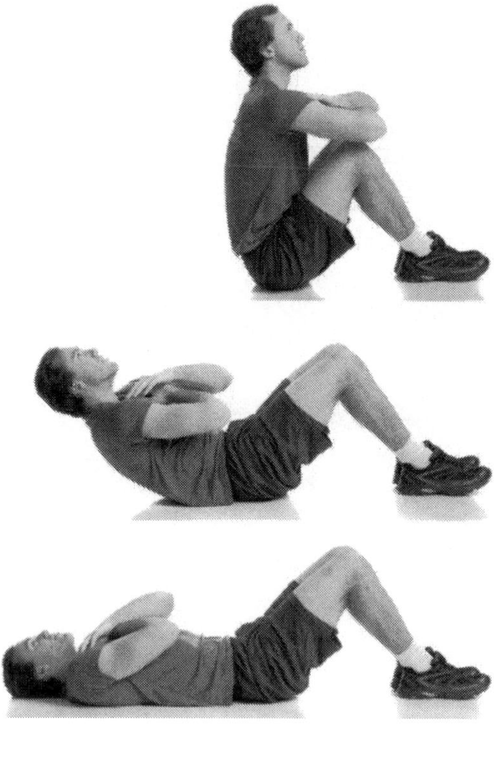

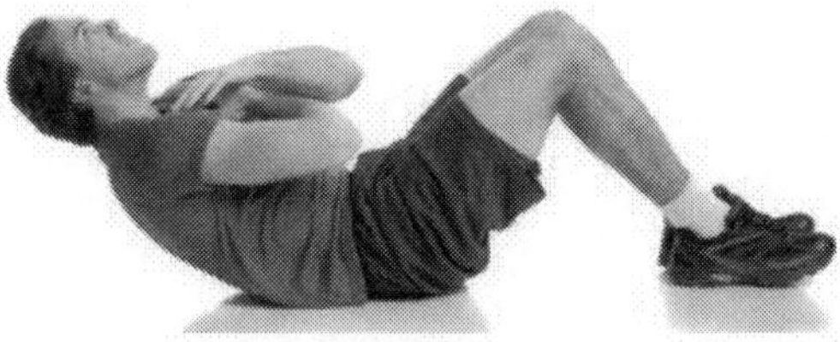

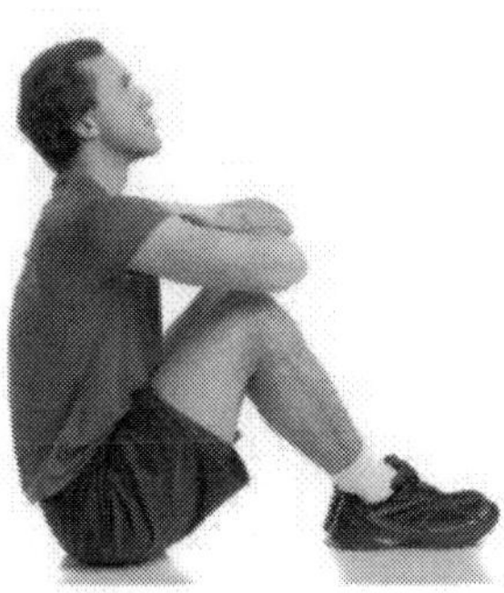

(Quelle: Depositphotos.com)

Crab walk

Stell dich wie auf dem Bild dargestellt hin und gehe nach vorne oder nach hinten. Wenn Du dich bewegst, verlagere dein Gewicht auf die Fersen

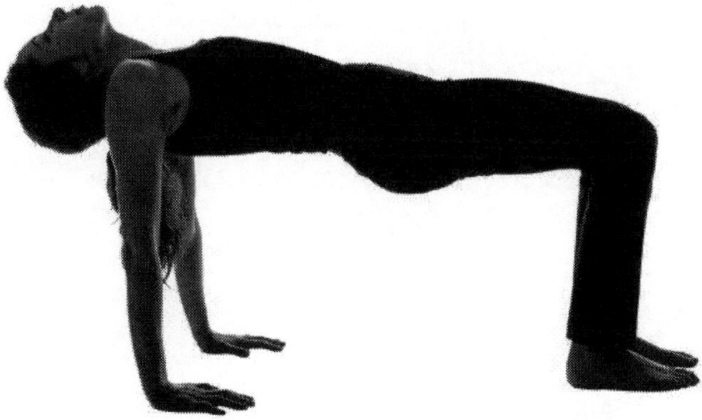

(Quelle: Depositphotos.com)

Hinweis: Es gibt noch viele andere Übungen, die sich für Tabata eignen. **Im Prinzip kann fast jede bekannte und innerhalb kurzer Zeit durchführbare Übung in ein Intervalltraining integriert werden. Deiner Fantasie sind keine Grenzen gesetzt! Such dir die Übungen aus, die zu dir passen und dir Freude bereiten.**

13 Tabata Übungen mit Geräten im Einzelnen

Für den fortgeschrittenen Tabata Anwender können auch Geräte in das Training integriert werden. Dazu sollte man allerdings nur greifen, wenn man sich leistungsmäßig schon dazu in der Lage fühlt. Ansonsten könnte es schnell passieren, dass man den Körper entweder zu stark beansprucht oder das Training entmutigt aufgibt.

Achtung: Falls dir die Ausführung anhand der Beschreibung nicht klar ist, frage einen Arzt oder Fitnesstrainer um Rat. Für falsch ausgeführte Übungen und damit verbundenen Sachschäden oder gesundheitlichen Schäden kann nicht gehaftet werden!

Rudern

Das Rudern wird bei den Tabata Übungen oftmals unterschätzt – es ist nämlich deutlich anstrengender als es aussieht. Beim Rudern wird in erster Linie der Herzschlag beschleunigt, was zu einer höheren Sauerstoffaufnahme führt. Trainiert wird die Rumpfmuskulatur, aber auch die Kraft in Armen und

Beinen kann beim Rudern trainiert werden. Wie bei allen anderen Tabata Übungen auch, sollte man auch beim Rudern darauf achten, dass die Übung sauber ausgeführt wird. Nur so lässt sich ein maximales Trainingsergebnis erzielen. Zuerst erfolgt die Beinarbeit, dann erfolgt die Bewegung des Oberkörpers. Für das Rudern benötigst du eine Rudermaschine.

Kettlebell Swings

Bei der Kettlebell handelt es sich um eine Kugelhantel, die ihren Ursprung in Russland hat. Besonders beliebt sind die Kettlebell Swings, um ein funktionales Fitnesstraining zu ergänzen.

Ähnlich wie bei der Kniebeuge sich nach unten beugen (Bildbereich unten, Schritt „C“). Nun den Kettleball aufnehmen und das Gewicht leicht zurückschwingen lassen. Anschließend nach vorne schwingen und in eine Höhe bringen, die in der Abbildung zu sehen ist. Anschließend das Gewicht wieder locker nach hinten schwingen lassen und erneut beginnen.

Um Verletzungen zu vermeiden, sollten die Übungen wieder sauber, also vielleicht am Anfang etwas langsamer und mit weniger Gewicht durchgeführt werden. Trainiert werden mit den Kugelhanteln wieder sämtliche Muskelgruppen des Körpers.

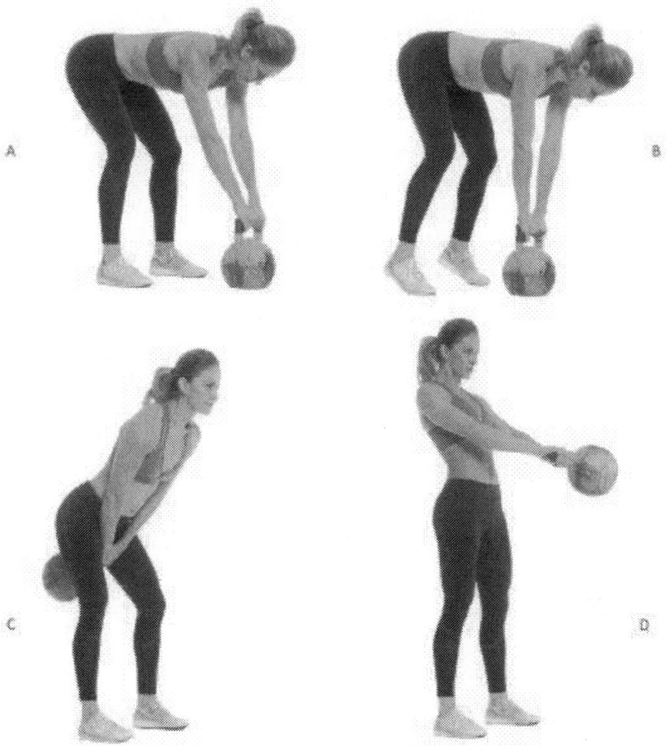

(Quelle: Depositphotos.com)

Kettleball Deadlift

Hierbei handelt es sich um eine Kniebeuge, die mit dem Kettleball kombiniert wird:

Die Beine schulterbreit auseinanderstellen und die Knie leicht beugen. Der Kettleball befindet sich vor dir auf dem Boden. Nun eine Kniebeuge durchführen und anschließend am tiefsten Punkt angelangt das Gewicht gut mit beiden Händen umgreifen. Nun werden die Bauchmuskeln und der Po angespannt und das Gewicht nach oben gehoben.

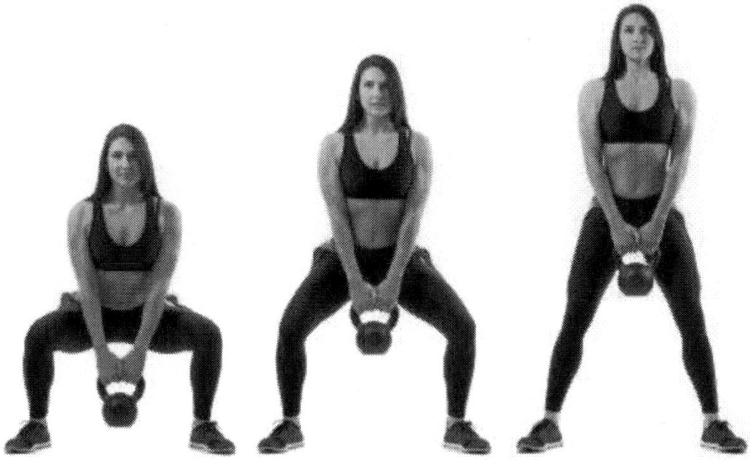

(Quelle: Depositphotos.com)

Klimmzüge

Hast du die Möglichkeit, dich an einer Klimmzugstange so richtig auszutoben, dann sollte das Tabata Training auch genau an diesem Ort stattfinden. Klimmzüge stehen einerseits dafür die Kraft zu verbessern. Sie sprechen jedoch vor allem die Rückenmuskulatur an. Sie werden besonders gern von Männern in das Tabata Workout integriert, da sie für ein breites und kräftiges Kreuz sorgen können.

Seilspringen

Ein Springseil ist nicht teuer und findet gewiss auch im eigenen Zuhause einen guten Platz. Das Seilspringen sollten vor allem Einsteiger in ihren Trainingsplan aufnehmen, da es eigentlich kein klassisches „Gerätetraining“ ist. Es hilft nämlich dabei, sich an schwierigere Übungen heran zu wagen und die eigenen Grenzen auszuloten. Seilspringen trainiert verschiedene Muskelgruppen des Körpers und steht für eine Aktivierung des Lymphsystems. Auch wird die Entschlackung beim Seilspringen vorangetrieben.

14 Weitere Tipps, um das Tabata Training erfolgreich zu gestalten

Wie bereits erwähnt, wirkt sich das regelmäßige Tabata Training nicht nur positiv auf den eigenen Körper aus, sondern kann auch besondere mentale Effekte erzielen. Auch wenn es sich einfach anhört, 20 Sekunden trainieren, 10 Sekunden ausruhen und dann das Ganze noch sieben Mal wiederholen. So einfach wie es klingt ist es leider nicht, was vor allem Anfänger schnell merken werden. Da die Belastung besonders hoch ist, muss zusätzlich zum körperlichen Willen auch eine gewisse mentale Stärke vorhanden sein. Du musst also lernen deine eigenen Grenzen auszuloten und den Schmerz auszuschalten. Erfahrungsgemäß wird das leichter, wenn das Training fortgeschritten ist. Achte aber auf die Signale deines Körpers und überlaste ihn nicht!

Zusammensetzung des Trainings

Bei der Zusammensetzung deines individuellen Tabata Trainings hast du freie Hand. Man sollte sich zwar immer an die acht Intervalle mit entsprechenden Wiederholungen und die damit verbundenen

Ruhepausen halten, die Wahl und Abfolge der Übungen kann jedoch immer nach den eigenen Interessen erfolgen. Vor dem Training sollte jedoch eine circa zehnminütige Aufwärmphase durchgeführt werden. Sonst bleiben die Muskeln kalt und das hochintensive Training kann zu Zerrungen oder anderen unangenehmen und schwerwiegenden Verletzungen führen. Sind Ausdauerübungen Teil des Tabata Trainings, dann sollte man während der 20 Sekunden so schnell, schwimmen oder Radfahren, wie man nur kann. In den zehn Sekunden Ruhepause sollte man immer langsamer werden, sodass es dann weiter mit der nächsten Übung gehen kann. Man kann natürlich immer dieselben Übungen durchführen. Wirkungsvoller ist es jedoch, die Übungen zwischendurch zu wechseln. So könnte man im Wechsel immer 20 Sekunden Hampelmänner, dann die zehn Sekunden Ruhepause und anschließend 20 Sekunden Liegestütze und dann wieder die Ruhepause probieren. Man kann sich aber auch auf vier verschiedene Übungen stürzen, je nachdem, wie es beliebt. Wer mit Gewichten oder anderen Geräten trainiert, der sollte nicht vergessen, von Intervall zu Intervall die Gewichte und die Last zu reduzieren, damit die 20 Sekunden effektives Training auch durchgehalten werden können.

Tabata und Musik

Studien haben herausgefunden, dass der Mensch um bis zu 20% leistungsfähiger ist, wenn er beim regelmäßigen Körpertraining Musik hört. Das ist auch beim Tabata nicht anders. Hier gibt es beispielsweise Apps fürs Smartphone, die nicht nur einen Timer integriert haben, sondern auch mit Musikstücken und Playlisten ausgestattet sind. Die Dauer der Musik orientiert sich dabei an den Intervallen und deren individueller Länge.

15 Tabata Übungspläne mit und ohne Geräte

Tabata Übungen ohne Geräte, die sich vor allem auf das eigene Körpergewicht stützen, sollten von Einsteigern bevorzugt durchgeführt werden. Das Training gestaltet sich dann einfacher und kann langsam gesteigert werden. Die folgenden Übungen sollen dir als Anreiz dienen, wenn du Tabata ohne Geräte trainieren möchtest.

15.1 Das Aufwärmprogramm

Bevor es jedoch an die eigentlichen Übungen geht, musst du dich und vor allem deine Muskeln aufwärmen. Dafür eignen sich verschiedene Übungen. Dazu zählen unter anderem:

1. für Einsteiger: lockeres einlaufen oder Hampelmänner

2. für Fortgeschrittene: Seilspringen oder das Rudern, etwa mit dem Ergometer.

Weiterhin sollten verschiedene Mobilisationsübungen zu deinem Aufwärmprogramm gehören. Hier empfehlen sich Dehnungsübungen oder das Kreisen der Gelenke. Du kannst aber auch ein paar Schritte im Entengang zurücklegen. Durch diese Übungen werden die verschiedenen Muskelgruppen mobilisiert und dadurch aufgewärmt.

15.2 Übungen ohne Geräte – Woche 1 bis 3 oder Woche 1 bis 6

<u>Übungsplan 1:</u>

Intervall	Dauer	Tätigkeit	Dauer	Tätigkeit
1	20 sec.	Kniebeugen	10 sec.	Erholung
2	20 sec.	Liegestütze	10 sec.	Erholung
3	20 sec.	Hampelmänner	10 sec.	Erholung
4	20 sec.	Kniebeugen	10 sec.	Erholung
5	20 sec.	Liegestützen	10 sec.	Erholung
6	20 sec.	Burpees	10 sec.	Erholung
7	20 sec.	Kniebeugen	10 sec.	Erholung
8	20 sec.	Liegestützen	10 sec.	Erholung

Übungsplan 2:

Intervall	Dauer	Tätigkeit	Dauer	Tätigkeit
1	20 sec.	Kniebeugen	10 sec.	Erholung
2	20 sec.	Liegestützen	10 sec.	Erholung
3	20 sec.	Sprints	10 sec.	Erholung
4	20 sec.	Hampelmänner	10 sec.	Erholung
5	20 sec.	Kniebeugen	10 sec.	Erholung
6	20 sec.	Liegestützen	10 sec.	Erholung
7	20 sec.	Sprints	10 sec.	Erholung
8	20 sec.	Hampelmänner	10 sec.	Erholung

Übungsplan 3:

Intervall	Dauer	Tätigkeit	Dauer	Tätigkeit
1	20 sec.	Liegestützen	10 sec.	Erholung
2	20 sec.	Sit-Ups	10 sec.	Erholung
3	20 sec.	Burpees	10 sec.	Erholung
4	20 sec.	Liegestützen	10 sec.	Erholung
5	20 sec.	Sit-Ups	10 sec.	Erholung
6	20 sec.	Kniebeugen	10 sec.	Erholung
7	20 sec.	Liegestützen	10 sec.	Erholung
8	20 sec.	Sit-Ups	10 sec.	Erholung

Übungsplan 4:

Intervall	Dauer	Tätigkeit	Dauer	Tätigkeit
1	20 sec.	Sprints	10 sec.	Erholung
2	20 sec.	Sit-Ups	10 sec.	Erholung
3	20 sec.	Hampelmänner	10 sec.	Erholung
4	20 sec.	Sprints	10 sec.	Erholung
5	20 sec.	Sit-Ups	10 sec.	Erholung
6	20 sec.	Kniebeugen	10 sec.	Erholung
7	20 sec.	Sprints	10 sec.	Erholung
8	20 sec.	Sit-Ups	10 sec.	Erholung

Übungsplan 5:

Intervall	Dauer	Tätigkeit	Dauer	Tätigkeit
1	20 sec.	Kniebeugen	10 sec.	Erholung
2	20 sec.	Burpees	10 sec.	Erholung
3	20 sec.	Crab walk	10 sec.	Erholung
4	20 sec.	Sit-Ups	10 sec.	Erholung
5	20 sec.	Kniebeugen	10 sec.	Erholung
6	20 sec.	Burpees	10 sec.	Erholung
7	20 sec.	Crab walk	10 sec.	Erholung
8	20 sec.	Sit-Ups	10 sec.	Erholung

Diese Übungen lassen sich unterschiedlich kombinieren. Sie können im Wechsel ausgeführt werden. Du kannst aber natürlich auch achtmal hintereinander dieselbe Übung durchführen. Effizienter ist es natürlich, verschiedene Übungen in den Trainingsplan zu integrieren. Die eben vorgestellten Übungen sollten am Anfang eines sechswöchigen Tabata Trainings stehen und in den ersten beiden

Wochen auf unterschiedliche Weise effizient miteinander kombiniert werden.

15.3 Übungen mit Geräten – Woche 4 bis 6

Die folgenden Übungen sind eine Kombination aus verschiedenen Tabata Übungsformen. Hier trainiert man gezielt im Wechsel mit und ohne Geräte. Diese Übungen sollten allerdings nicht gleich von Einsteigern ausprobiert werden, da die körperliche Belastung mit Geräten ungleich höher ist. Es wird empfohlen erst ab der vierten Woche mit diesen Geräteübungen zu beginnen, da der Körper dann schon trainierter ist.

Übungsplan 6:

Intervall	Dauer	Tätigkeit	Dauer	Tätigkeit
1	20 sec.	Seilspringen	10 sec.	Erholung
2	20 sec.	Sit-Ups	10 sec.	Erholung
3	20 sec.	Klimmzüge	10 sec.	Erholung
4	20 sec.	Seilspringen	10 sec.	Erholung
5	20 sec.	Sit-Ups	10 sec.	Erholung
6	20 sec.	Crab walk	10 sec.	Erholung
7	20 sec.	Sit-Ups	10 sec.	Erholung
8	20 sec.	Seilspringen	10 sec.	Erholung

Übungsplan 7:

Intervall	Dauer	Tätigkeit	Dauer	Tätigkeit
1	20 sec.	Kniebeugen	10 sec.	Erholung
2	20 sec.	Kettleball Swings	10 sec.	Erholung
3	20 sec.	Liegestützen	10 sec.	Erholung
4	20 sec.	Kettleball Deadlift	10 sec.	Erholung
5	20 sec.	Kniebeugen	10 sec.	Erholung
6	20 sec.	Kettleball Swings	10 sec.	Erholung
7	20 sec.	Kniebeugen	10 sec.	Erholung
8	20 sec.	Kettleball Deadlift	10 sec.	Erholung

Übungsplan 8:

Intervall	Dauer	Tätigkeit	Dauer	Tätigkeit
1	20 sec.	Rudern	10 sec.	Erholung
2	20 sec.	Kettleball Swings	10 sec.	Erholung
3	20 sec.	Klimmzüge	10 sec.	Erholung
4	20 sec.	Hampelmann	10 sec.	Erholung
5	20 sec.	Rudern	10 sec.	Erholung
6	20 sec.	Kettleball Deadlift	10 sec.	Erholung
7	20 sec.	Klimmzüge	10 sec.	Erholung
8	20 sec.	Hampelmann	10 sec.	Erholung

Übungsplan 9:

Intervall	Dauer	Tätigkeit	Dauer	Tätigkeit
1	20 sec.	Rudern	10 sec.	Erholung
2	20 sec.	Sit-Ups	10 sec.	Erholung
3	20 sec.	Kettleball Swings	10 sec.	Erholung
4	20 sec.	Seilspringen	10 sec.	Erholung
5	20 sec.	Klimmzüge	10 sec.	Erholung
6	20 sec.	Kettleball Swings	10 sec.	Erholung
7	20 sec.	Sit-Ups	10 sec.	Erholung
8	20 sec.	Rudern	10 sec.	Erholung

Übungsplan 10:

Intervall	Dauer	Tätigkeit	Dauer	Tätigkeit
1	20 sec.	Klimmzüge	10 sec.	Erholung
2	20 sec.	Sit-Ups	10 sec.	Erholung
3	20 sec.	Seilspringen	10 sec.	Erholung
4	20 sec.	Rudern	10 sec.	Erholung
5	20 sec.	Klimmzüge	10 sec.	Erholung
6	20 sec.	Sit-Ups	10 sec.	Erholung
7	20 sec.	Seilspringen	10 sec.	Erholung
8	20 sec.	Rudern	10 sec.	Erholung

Wer die soeben beschriebenen drei Übungen durchführen möchte, der sollte bereits fortgeschritten sein. Diese Übungen sind ebenfalls wieder eine Kombination aus Tabata Training mit und ohne Geräte. Sie sollten idealer Weise in den letzten drei Wochen des sechswöchigen Tabata Trainings durchgeführt werden.

Nach jeder Übungseinheit solltest du dich für ein langsames Auslaufen entscheiden. So kann der Puls auch langsam wieder gesenkt werden.

16 Tabata und Ernährung

Auch wenn das regelmäßige Tabata Training die Fettverbrennung ankurbelt, wie kaum eine andere Trainingsmethode oder eine Diät, ist es damit nicht getan. Wirklich profitieren kann man von diesem Effekt nur, wenn man sich einerseits an Trainingspläne hält und andererseits auf seine Ernährung achtet. Auf die Ernährung – und darauf, dass sie abwechslungsreich und ausgewogen ist – sollte man natürlich immer achten. Jedoch kennst du das vermutlich auch. Der Stress ist dein täglicher Begleiter und das Essen kommt mal wieder zu kurz. Meistens essen wir dann etwas Ungesundes und machen es unserem Körper unnötig schwer, den Stoffwechsel am Laufen zu halten und für die Fettverbrennung zu sorgen. Wer mit Tabata abnehmen möchte, kann das also langfristig nur erreichen, wenn er zudem auf die richtige Ernährung achtet. Die richtige Ernährung sorgt vor, während und auch nach dem Tabata Training dafür, dass der Körper mit allen wichtigen Nährstoffen versorgt wird, die er auch benötigt. Natürlich soll jeder Tabata Trainierende auch essen, was ihm gut tut und schmeckt. Es lohnt sich jedoch auf jeden Fall auf langkettige Kohlenhydrate bei der Erstellung des Speiseplans zu setzen. Weiterhin sollte bei Eiweißprodukten ausschließlich auf hochwertige Eiweiße aus biologischem Anbau gesetzt werden. Was die Fette angeht, so müssen diese natürlich auch mit der Nahrung aufgenommen werden. Wirklich gesund für den Körper sind jedoch die ungesättigten Fettsäuren, da diese Fette leichter vom Körper verbrannt werden können. Wer seine Muskeln zudem schützen möchte und den Körper bei der Energienutzung vor allem während des Trainings zusätzlich aktivieren möchte, der kann auch auf BCAAs setzen.

Bei BCAAs handelt es sich um verschiedene Aminosäuren, wie Leucin, Valin und Isoleucin, die für die Muskelqualität essenziell sind und als zusätzlicher Energielieferant während des Trainings dienen.

Was ich dir besonders empfehlen kann: Zum Tabata Intervalltraining eignet sich auch hervorragend das sogenannte Intervallfasten, da es unter anderem die Zellregeneration beschleunigt und so zu einem schnellen Fettabbau und Muskelaufbau beiträgt. Nur durch die Kombination aus Intervalltraining (Tabata) und der richtigen Ernährungsform kannst du Höchstleistungen erzielen und den ultimativen Traumkörper erhalten.

17 Tabata und Intervallfasten

17.1 Beschreibung des Intervallfastens

Zunächst die gute Nachricht für alle Tabata-Anwender: Intervallfasten ist keine Diät. Das bedeutet glücklicherweise, dass es keinerlei Vorschriften gibt, was Du essen darfst und was nicht. Ähnlich wie Tabata ist es keine strikte Anleitung wie „Tu dies und lass jenes", Intervallfasten hingegen ist eher als Ernährungswerkzeug zu sehen, welches dir nur vorgibt, wann am Tag gegessen wird. In der Essensphase darfst du theoretisch das Essen, worauf du Lust hast. In der Fastenphase wird lediglich getrunken, also gefastet. Wie beim Fasten üblich, sind stilles, klares Wasser und ungesüßte Kräutertees erlaubt. Es werden feste Zeiträume am Tag eingerichtet, in denen gegessen werden darf. Grundsätzlich sind die Fastenzeiträume des Tages länger als die „Essenszeiten". Jeder, der Intervallfasten durchführt, kann sich seinen Tag so einteilen, wie es für ihn persönlich am besten ist. Die einfachste und damit auch am häufigsten gewählte Variante ist, nach dem Abendessen zu fasten und das Frühstück vollständig wegzulassen. Die erste Mahlzeit des Tages wird also erst zwischen 11:00 Uhr und 12:00 Uhr eingenommen. Bis 20:00 Uhr darf nun alles gegessen werden, was das Herz begehrt. Übertreiben sollte man dabei nun aber auch nicht. Allerdings muss auch nicht auf die Kalorien geachtet werden. Nach 20:00 Uhr wird dann wieder nur getrunken, bis zum nächsten Tag zur vereinbarten Zeit.

Während der Essensphase sollte ganz normal gegessen werden. Es werden keine Gelage gefeiert. Es wird nicht bis zum Abwinken gegessen. Kommt es zum Sättigungsgefühl, wird mit dem Essen erst einmal aufgehört.

Der Organismus gewöhnt sich sehr schnell daran, dass er nur zu bestimmten Zeiten Nahrung erhält. Man wird im Laufe der Zeit feststellen, dass es sogar sehr guttut, wenn der Magen einmal vollkommen leer ist. Man wird des Weiteren feststellen, dass man mehr Energie zur Verfügung hat. Kein Wunder, ein verdauender Magen zieht viel Energie aus dem Körper ab. Diese steht nun zur freien Verfügung. Was machen wir also? Joggen, Liegestütz oder eine kleine Fahrradtour. Man fühlt sich fitter und wird feststellen, dass man allgemein belastbarer wird.

Da der Darm nicht dauerhaft bis zum Anschlag gefüllt ist, funktioniert auch dieser Teil der Verdauung besser. Die Nahrung kann optimal verwertet werden. Weniger Schlacken, die sich festsetzen wollen/können, entstehen. Ein gesunder Darm führt zu einem gesunden Organismus. Denn automatisch nimmt man beim Intervallfasten ab. Später ist es kinderleicht, das gewünschte Gewicht zu halten.

Die Reduzierung des Körpergewichtes bringt große Vorteile mit sich. So werden Folgeerkrankungen von Übergewicht deutlich in die positive Richtung dirigiert:

- Diabetes Typ 2: Die Werte werden sich bei anhaltendem Intervallfasten verbessern.
- Bluthochdruck: Auch dieser Wert sinkt um einige Punkte.
- Stoffwechselerkrankungen werden vermieden. Hierzu gehören Arthrose, Gicht, Sodbrennen, u. v. m.
- Verbesserung von Cholesterin- und Entzündungswerten
- Stimmungsaufhellend

Viele Prozesse im Organismus greifen ineinander, auch wenn wir dies normalerweise nicht bemerken. So zieht die positive Wirkung des Intervallfastens im Körper ihre Kreise. Das gesamte System kommt wieder ins Gleichgewicht.

Die Essenspausen sorgen vor allem dafür, dass alternde Zellen schneller abgestoßen und abtransportiert werden. Bei einem zu gut versorgten Organismus wird auch der Zellstoffwechsel träge. In Essenspausen hat der Körper die Muße, sich nicht der Verdauung, sondern der Zelloptimierung widmen zu können.

Schauen wir uns die einzelnen Fragestellungen nun einmal genauer an, damit wir auch wirklich verstehen, worauf wir uns da einlassen wollen. Übrigens: Solange der Kaffee nicht durch Milch oder Zucker „verunreinigt" wird, ist er natürlich erlaubt. Eine gute Nachricht, oder?

17.2 Ziele des Intervallfastens

Mit dem Intervallfasten zu beginnen, kann verschiedene Gründe haben. Die zwei häufigsten Gründe sind Gewicht abzunehmen und das Gewicht auf einfache Art zu halten. Dass das Intervallfasten zu dem auch noch sehr gesund ist, selbst wenn man keine Gewichtsprobleme hat, wissen die meisten aber nicht. Die gesetzten Ziele, also Gewichtsabnahme bzw. Halten des Gewichtes, werden aber eigentlich durch einen sehr einfachen Effekt erzielt:

Phase 1 - Fasten

Es gibt eine Phase des Fastens und eine Phase des Nicht-Fastens. Während der Fastenphase sind tatsächlich, wie beim herkömmlichen Fasten, nur zuckerfreie Getränke erlaubt. Das wären dann stilles Wasser, ungesüßte Tees und Kräuterwasser (Wasser mit Kräutern als Geschmacksgeber). Wer großzügig sein möchte, kann sich sein Fruchtwasser selbst herstellen. Hierzu wird stilles Wasser mit Fruchtstücken versehen. Das Wasser nimmt den Geschmack der Frucht an. Kalorien sind so gut wie nicht vorhanden. In dieser Phase hat das Verdauungssystem gewissermaßen keine Aufgaben, denn es gibt nichts, was er verdauen müsste. Dadurch entsteht ein abbauender, katabolischer Zustand. Dieser Zustand setzt 8 bis 12 Stunden nach der letzten Mahlzeit ein. Daher ist es auch so wichtig, die lange Fastenphase einzuhalten, wenn man sich für das Intervallfasten entschieden hat. In diesem Zustand ist der Insulinspiegel sehr niedrig. Es wird viel Fett abgebaut, da keine neue Nahrung zugeführt wird.

Phase 2 - Nicht-Fasten

Danach folgt eine Phase des Nicht-Fastens. In diesem Zustand ist Essen in jeglicher Form, nach persönlichem Geschmack, erlaubt. Der Organismus ist also in einem Zustand der aktiven Verdauung und Verstoffwechslung der Nahrung. Ein aufbauender, anabolischer Zustand entsteht. Für gewöhnlich hält er bis zu fünf Stunden an. Logischerweise ist der Insulinspiegel bei aktiver Verdauung sehr hoch. Fett wird in diesem Zustand nicht aufgebaut.

Hält man sich genau an das Intervallfasten, wird während der Fastenphasen eingelagertes Fett verbrannt. Es wird abgebaut. Um diesen Effekt für einen längeren Zeitraum halten zu können, ist es unbedingt notwendig, dass man seinen täglichen

Energiebedarf kennt. Um diesen zu erhalten, ist es möglich, einen entsprechenden Bedarfsrechner zu bemühen. Wer innerhalb der Nicht-Fasten-Phase über seinen Bedarf hinaus Nahrung zu sich nimmt, darf sich nicht wundern, wenn die Pfunde nicht so fallen, wie man es sich vorstellt.

Auch für das Halten des Gewichtes ist der Energiebedarf ein wichtiger Indikator. Über den persönlichen Bedarf hinaus darf auch in dieser Situation nicht gegessen werden. Sonst kann es auch hier dazu kommen, dass nicht der gewünschte Effekt eintritt.

Grundsätzlich gilt, dass auf stark zuckerhaltige Nahrungsmittel, Fast Food und Fertignahrung verzichtet werden sollte. Fast Food und Fertignahrung haben leider oftmals einen hohen Zucker- und Fettanteil. Wird zu diesen Nahrungsmitteln gegriffen, entsteht natürlich der gegenteilige Effekt. Der individuelle Energiebedarf wird überschritten und es kommt noch während der Nicht-Fasten-Phase zum Aufbau von Fettzellen bzw. dem Einlagern überschüssiger Energie.

Im Zusammenhang mit Tabata ist der Muskelaufbau eines der Hauptziele des Intervallfastens.

17.3 Gefahren beim Intervallfasten!

Gesunde Menschen, die keine chronischen Erkrankungen oder Vorerkrankungen haben, können mit dem Intervallfasten bedenkenlos beginnen.

Folgende Indikationen sind absolute Kontraindikationen:

- Niedriger Blutdruck
- Schwangerschaft
- Stillzeit

Des Weiteren Vorsicht, wenn folgende Erkrankungen vorhanden sind:

- Essstörungen, etwa Bulimie
- Stoffwechselerkrankungen
- Starkes Untergewicht
- Krebserkrankungen bzw. einer aktuellen Krebstherapie

Der Grund ist schnell erklärt: Die Verdauung und der Stoffwechsel werden über interagierende Hormone reguliert. Bei den oben genannten Indikationen ist dieser Hormonhaushalt bereits in Unordnung. Mit Intervallfasten würde man den Hormonhaushalt wieder in eine andere Richtung bringen. Dies wäre jedoch bei den o. g. Erkrankungen nicht vorteilhaft. Bei bestehenden Erkrankungen muss sich der Organismus auf die Gesundung, auf die Heilung konzentrieren können. Eine Regulationsmaßnahme hinsichtlich des Gewichtes steht zu diesem Zeitpunkt nicht an.

Kinder und Senioren sollten grundsätzlich kein Intervallfasten durchführen. Bei den Kindern und Jugendlichen würde dies den Hormonhaushalt negativ beeinflussen. Sie brauchen regelmäßige Mahlzeiten, damit sie sich problemlos entwickeln können.

Senioren sollten das Intervallfasten meiden. Ihr Stoffwechsel hat sich dem Alter und der verringerten benötigten Energie angepasst. Das Intervallfasten passt nicht zu diesem altersbedingten Zustand.

Generell gilt: Wenn Unsicherheit besteht, lieber den Arzt fragen. Jeder fastet eigenverantwortlich und dies muss ggf. vorher abgeklärt werden.

17.4 Methoden des Intervallfastens

Intervallfasten kann auf unterschiedliche Weise durchgeführt werden. Wichtig ist bei der Wahl der Intervalle, dass die Methode in den regulären Tagesablauf eingebaut werden kann. Es ist vollkommen undenkbar, dass der Tagesablauf um das Intervallfasten herum aufgebaut wird. Auf diese Weise funktioniert es nicht. Zu schnell können unvorhergesehene Termine auftauchen, die man nicht ändern kann. Sie würden den Intervallplan schnell durcheinanderbringen. Dies würde zu einem Misserfolg führen.

BEREICH TAGESMETHODEN:

Das Fasten nach Tagen bedeutet, dass an bestimmten Tagen gefastet und an den anderen Tagen gegessen werden darf. Das grundsätzliche Verhalten gleicht dem des herkömmlichen Fastens, mit der Ausnahme, dass die Woche aus 5 Tagen „Schlemmen" und 2 Tagen Fasten besteht.

Die 5:2 - Methode

Dies ist die beliebteste Variante des Intervallfastens. An fünf Tagen wird normal gegessen und an den übrig bleibenden 2 Tagen wird gefastet. Hierbei ist es jedem selbst überlassen, an welchen Tagen gegessen wird. Optimal ist es natürlich, die Essenstage an das Wochenende zu verlegen. An diesen Tagen hat man ausreichend Zeit, sich gesunde Mahlzeiten zu zubereiten. An den Fastentagen wird nach regulären Fastenregeln gefastet. Als Ziel wird die Fettverbrennung als beständige Energiequelle zu konditionieren. Diese Variante kann bis zum Erreichen des Wunschgewichtes durchgeführt werden. Es gibt diesbezüglich keine Einschränkungen. In der Anfangszeit gilt es zu beachten, dass man während der Fastentage weder zu viel arbeitet noch starkem Stress ausgesetzt ist. Psychologisch würde durch diese Einwirkung das Einstellen des Erfolges sabotiert werden. Hat man sich erst einmal in den Rhythmus eingefunden, kann der Alltag wieder ganz normal weitergeführt werden.

Es werden folgende Kalorienmengen empfohlen:

- während den Fastentagen: Frauen – 500 kcal, Männer – 600 kcal
- während den Nicht-Fastentage: Frauen – 1.900 kcal, Männer – 2.000 kcal

Bewertung der Methode:

Bei der 5:2 Methode empfiehlt es sich, die Fastentage auf diejenigen Tage zu legen, an denen nicht zu viel körperlich gearbeitet wird und der Stresseinfluss gering ist. Auch soll, wenn möglich, auf die persönlichen Wünsche Rücksicht genommen werden. Bist Du z. B. an Wochenenden gewohnt, mit Freunden zum Essen zu gehen, dann solltest Du die Fastentage auf Werktage legen. Du darfst aber auch nicht zu strengt mit dir sein, wenn z. B. der Erholungsurlaub in einem schönen Hotel ansteht. Hier dürfen kulinarische Belohnungen schon einmal sein. Es ist aber wichtig, dass Du anschließend zu Hause mit der gleichen Motivation weiter machst wie bisher. Disziplin ist beim Intervallfasten sehr wichtig und die mentale Seite darf nicht unterschätzt werden.

Die 6:1 – Methode

Diese Formel wird eingesetzt, wenn das Wunschgewicht erreicht wurde. Sie dient der optimalen Erhaltung des guten Ergebnisses. Ein weiterer Gewichtsverlust ist mit dieser Methode nicht möglich.

Bewertung der Methode:

Ein Abnehmerfolg setzt ein, wenn die Energiebilanz des Körpers negativ ist. Dies bedeutet, dass mehr Kalorien verbraucht werden als dem Körper zugeführt werden. Betrachtet man dies über die ganze Woche, dann ist es so, dass ein einzelner Fastentag nicht ausreicht, um ein genügend großes Energiedefizit zu erwirtschaften. Deshalb eignet sich die 6:1 – Methode nur für die Erhaltung des Gewichtes.

BEREICH STUNDENMETHODEN:

Bei dieser Methode werden die 24-Stunden in Fasten- und Essens-Phasen eingeteilt. Auch hier sind mehrere Varianten gängig, um den Tag optimal aufzuteilen. Welche davon am besten zum individuellen Alltag passt, muss jeder selber ausprobieren. Es kann natürlich auch sein, dass die Variante noch einmal geändert werden muss, damit es stimmig wird. Bei der Stundenmethode ist dies allerdings überhaupt kein Problem.

Die 16:8 – Methode

Dieses Modell lässt 16 Stunden fasten und 8 Stunden Essenszeit zu. Das bedeutet natürlich nicht, dass man während der Essensphase die ganze Zeit am Essen ist. Man kann die 8 Stunden sinnvoll einteilen, um mehrere Mahlzeiten zu sich nehmen zu können, ohne den Magen zu überladen oder Übelkeiten zu erzeugen. Zudem ist natürlich zu beachten, dass ein übermäßiger Konsum für das Abnehmen generell nicht sinnvoll ist. Diese Methode ist insbesondere für Personen geeignet, die sich die Tagesmethode nicht zutrauen. Dies ist verständlich, da es sich natürlich um einen großen Eingriff in den Alltag handelt. Diese Methode hingegen gewährt einen bestimmten Zeitraum des Tages, in dem gegessen werden darf. Es ist von Vorteil, wenn der späte Abend und die Stunden des Vormittags mit dem Fasten verbunden werden. Dazwischen liegt die Nacht, sodass in dieser Zeit natürlich auch keine Nahrungsaufnahme stattfindet. Es ist sinnvoll, die Energiereserven des Organismus kurz vor dem Schlafengehen aufzufüllen. Natürlich kann diese Zeit aber auch anders eingeteilt werden. So, wie man es am besten verträgt, und so, wie man es am besten in den persönlichen Alltag einbinden kann.

Beispielablauf eines Fastentages:

Uhrzeit	Tätigkeit
07:00 Uhr	Kein Frühstück! Erlaubt sind aber Tee ohne Zucker, Kaffee schwarz und Wasser nach Belieben
12:00 Uhr	Die erste Mahlzeit des Tages. Hier gilt das Motto: Esse so viel, bis du satt und zufrieden bist
20:00 Uhr	Die zweite und letzte Mahlzeit des Tages: Auch hier darfst Du getreu dem zuvor genannten Motto essen.

Die oben genannten Angaben sind nur eine Empfehlung. Du kannst die Zeiten auch ganz nach deinem Biorhythmus legen. Wichtig ist nur, dass Du 16 Stunden fastest. Wichtig ist, dass Du während der Fastenzeit fast keine Kalorien zu dir nimmst. Theoretisch wären somit auch die sogenannten „Light-Getränke“ zulässig, die nur maximal 1 kcal je 100 ml besitzen. Aber: gesünder ist es, beim Wasser oder Tee zu bleiben.

Bewertung der Methode:

Im Prinzip kann die Methode leicht umgesetzt werden, indem das Frühstück einfach nach hinten geschoben wird. Gleichzeitig soll das Abendessen ca. 8 Stunden später zu sich genommen werden. Schon ist das Intervallfasten erfolgreich umgesetzt und die Erfolge werden bald ersichtlich.

Die 20:4 – Methode (Warrior-Diet)

Hierbei handelt es sich um eine verschärftere Version der 16:8 Methode. Bei der 20:4-Methode werden allerdings 20 Stunden Fasten und nur 4 Stunden Nahrungsaufnahme durchgeführt. Ob sie für den Anfang gut geeignet ist, muss jeder für sich entscheiden. Man kann natürlich nach einer gewissen Zeit von der gut funktionierenden 16:8 Methode auf die 20:4 umsteigen. Der Fasten-Anteil wird erhöht und die Essens-Zeit wird verkürzt.

Man muss hier besonders viel Disziplin an den Tag leben, um diese Methode durchzuführen. Die unter der

16:8 Methode aufgeführte Tabelle kann hier die Basis sein, sie muss aber stärker gestrafft werden.

<u>Bewertung der Methode:</u>

Die Logik hinter dieser Fastenmethode ist, dass innerhalb von 4 Stunden natürlich weniger Kalorien aufgenommen werden können wie innerhalb von 8 Stunden.

Da aber keine kompletten Fastentage durchgeführt werden, besteht aber noch immer die Möglichkeit für flexible Restaurantbesuche, Besuche bei Freunden zum Essen etc. Man ist in seinen persönlichen Aktivitäten nicht so stark eingeschränkt, wie mit kompletten Fastentagen.

Die 10in2 – Methode

Diese Form des Intervallfastens ist wie folgt definiert: einen Tag essen (**<u>1</u>**), einen Tag fasten (**<u>0</u>**) in zwei Tagen (**<u>2</u>**).

Man darf also an einem Tag ganz normal essen und am anderen Tag wird gefastet. In Summe ergeben sich hieraus also folgende Abläufe:

- 24 h Nicht-Fasten
- 24 h Fasten

Diese Variante erlaubt es, die Essenszeiten besser auf den Tag zu verteilen. Dies ist besonders für Personen sinnvoll, die das Essen lieber in kleineren Portionen über den Tag verteilen. Allerdings wird sich der gewünschte Erfolg langsamer einstellen, als dies mit anderen Methoden möglich wäre.

<u>Bewertung der Methode:</u>

Diese Methode ist im Vergleich zu den bisher genannten Stundenmethoden darauf ausgelegt, einen kompletten Fastentag einzuführen. Hier kann es für einige Personen schwierig sein, die strenge Disziplin an den Tag zu legen und oft kurz hintereinander einen kompletten Tag zu fasten.

17.5 Intervallfasten und Muskelaufbau durch Tabata

Man hört immer wieder, dass das Intervallfasten zusammen mit Muskelaufbau kombiniert werden kann. Dies ist eine Idee, der sich insbesondere Kraftsportler gerne verschreiben. Suchen sie doch immer wieder Methoden, wie auf natürliche Weise intensiver Muskelaufbau betrieben werden kann.

Worauf basiert der Muskelaufbau?

Intervallfasten hat einen positiven Einfluss auf den gesamten Stoffwechsel. Dazu gehört auch das Hormonsystem. Während wir also des Nachts schlafen, beginnt der Fastenprozess, wenn man es ganz genau sieht. In dieser Zeitspanne ist unter anderem ein erhöhter Spiegel einiger Hormone zu verzeichnen. Dieser sinkt übrigens genau in dem Moment wieder, wo wir Nahrung zu uns nehmen. Wer also viele kleine Mahlzeiten über den Tag verteilt zu sich nimmt, verhindert, dass bestimmte Hormone in größeren Mengen im Körper arbeiten können.

- Der Testosteronlevel steigt an. Dadurch wird der Fettabbau verstärkt und der Muskelaufbau unterstützt.

- Der HGH-Level (Human Growth Hormon) steigt ebenfalls an. Auch dieses Hormon unterstützt den optimierten Fettabbau und ist für einen Muskelaufbau zuständig.

Das bedeutet, dass zwei Fliegen mit einer Klappe geschlagen werden. Wer also in den Fastenmodus gerät, verbrennt verstärkt Fett. Gleichzeitig, gewissermaßen parallel dazu, wird der Muskelaufbau durch Tabata angeschoben. Die Muskeln wachsen fast wie im Schlaf. Und genauso schmelzen die Fettpolter dahin.

Natürlich ist auch dies ein langsamer Prozess. Denn zunächst muss sich der Organismus an das Intervallfasten gewöhnen. Ist dies geschehen, wird die optimierte Fettverbrennung sich um die überflüssigen Fettpölsterchen kümmern. Erst wenn die Baustelle, sagen wir, gut läuft, wird man den Muskelaufbau, der natürlich auch nur in einem gemäßigten Tempo von Statten geht, registrieren können. Allerdings wird man bereits im Vorwege bemerken, dass sich der Organismus langsam an die Ernährungsumstellung gewöhnt. Die überschüssige Energie lässt sich sehr gut für einige zusätzliche, sportliche Tabata -

Trainingseinheiten nutzen. Gerade Kraftsportler wissen diesen Vorteil zu schätzen.

Auch wenn es nun überzogen klingt, ist es für den Tabata-Sportler eine sehr gute Neuigkeit. Sie haben die Chance, trotz Fastens ein optimales Training zu absolvieren, damit später im Schlaf die Erfolge Stück für Stück sichtbar werden. Und dies auch bleiben.

18 Tabata: Fazit

Zusammenfassend lässt sich sagen, dass sich das Tabata Training für alle Menschen eignet, die bereit sind, über die eigenen Grenzen hinaus zu gehen. Wer sich selbst eher als Faulpelz bezeichnen würde, wird mit einem Tabata Workout nicht den gewünschten Erfolg erzielen. Menschen, die körperlich gesund sind, können Tabata bedenkenlos betreiben. Personen, die Probleme mit dem Herzkreislaufsystem haben, sollten die Entscheidung für oder gegen Tabata zur Sicherheit mit einem Arzt absprechen.

Tabata kann von Frauen und von Männern betrieben werden. Da es so viele verschiedene Übungen, ob mit oder ohne Geräte gibt, kann jeder ein Trainingsprogramm finden, was zu seinem Leistungsniveau und zu seinen sportlichen Interessen passt.

Tabata eignet sich zudem für alle Menschen gut, die nur begrenzt Zeit haben, aber trotzdem etwas für ihren Körper tun wollen. In nur vier Minuten, etwa drei bis viermal in der Woche angewendet, stellen sich bereits nach sechswöchigem Training erste Erfolge ein.

Tabata ist für jeden gut, der nach einer Ergänzung für ein moderates Ausdauertraining sucht. Die Trainingserfolge sind die gleichen, bei deutlich weniger Zeitaufwand.

Wer Tabata aktiv trainieren möchte, muss über die Belastungsgrenze gehen und diese verschieben. Experten sagen, nur wer sich nach den acht Intervallen einer Trainingseinheit wirklich platt und müde fühlt, hat es richtig gemacht.

Tabata hilft dir dabei abzunehmen und Fett zu verbrennen. Kombiniert mit einer gesunden und ausgewogenen Ernährung stellt Tabata gemeinsam mit dem Intervallfasten eine deutlich gesündere Alternative zu den verschiedenen erhältlichen Diäten auf dem Markt dar. Dranbleiben musst du natürlich trotzdem, da man immer etwas für seine Traumfigur tun muss.

Tabata hat im Leistungssport genauso seinen Platz gefunden, wie im privaten Bereich. Währenddessen es bei Profisportlern vorrangig darum geht, die Leistungsfähigkeit zu optimieren, Muskeln aufzubauen, Wettkampfhärte zu trainieren und sich auf mögliche Situationen vorzubereiten, trainiert der Privatmann, um sich fitter zu fühlen oder um abzunehmen. In beiden Fällen ist ein hohes Maß an Disziplin erforderlich.

Das regelmäßige Tabata Training zahlt sich positiv aus – und zwar für den ganzen Körper. Es spielt keine Rolle, ob die Beine gekräftigt, der Po gestrafft oder der Bauch flach werden sollen. Die einzelnen Tabata Übungen trainieren entweder spezifische Muskelgruppen oder beanspruchen den ganzen Körper.

Zusammenfassend lässt sich sagen, dass Tabata anspruchsvoll, herausfordernd, aber auch individuell ist. Am Ende gelangst du vielleicht nicht nur zu deiner Traumfigur, sondern verbesserst auch deine mentale Stärke. In Kombination mit dem Intervallfasten wirst du nicht nur fitter sondern auch weitaus gesünder!

Disclaimer

Die Benutzung dieses Buches und die Umsetzung der darin enthaltenen Informationen erfolgt ausdrücklich auf eigenes Risiko. Der Verlag und auch der Autor können für etwaige Unfälle und Schäden jeder Art, die sich durch die Verwendung dieses Buches ergeben, aus keinem Rechtsgrund eine Haftung übernehmen. Haftungsansprüche gegen den Verlag und den Autor für Schäden materieller oder ideeller Art, die durch die Nutzung oder Nichtnutzung der Informationen bzw. durch die Nutzung fehlerhafter und/oder unvollständiger Informationen verursacht wurden, sind grundsätzlich ausgeschlossen. Rechts- und Schadenersatzansprüche sind daher ausgeschlossen.

Bitte beachten Sie auch, dass die im Buch aufgezeigten Übungen nicht für jeden aufgrund der entsprechend erforderlichen Fitness geeignet sind. Und die Durchführung gesundheitliche Schäden verursachen kann. Fragen Sie zur Sicherheit Ihren Arzt um Rat. Für Schäden kann nicht gehaftet werden.

Das Werk inklusive aller Inhalte wurde unter größter Sorgfalt erarbeitet. Der Verlag und der Autor übernehmen jedoch keine Gewähr für die Aktualität, Korrektheit, Vollständigkeit und Qualität der bereitgestellten Informationen. Druckfehler und Falschinformationen können nicht vollständig ausgeschlossen werden. Der Verlag und auch der Autor übernehmen keine Haftung für die Aktualität, Richtigkeit und Vollständigkeit der Inhalte des Buches, ebenso nicht für Druckfehler. Es kann keine juristische Verantwortung sowie Haftung in irgendeiner Form für fehlerhafte Angaben und daraus entstandenen Folgen vom Verlag bzw. Autor übernommen werden.

Hinweis: Die Links auf externe Webseiten in diesem Buch sind Empfehlungs-Links, zu denen ich eine Provision bekomme. Wenn Du auf diese Links klickst und etwas kaufst, bekomme ich eine kleine Provision. Für dich ändert sich der Preis aber nicht und es hat keine Nachteile für dich.

Impressum:

Autor: Marie Lichtinger

Kontakt: Roland Rauch, Enzkofen Siedlung 13, 94447 Plattling
Covergestaltung: Marie Lichtinger
Coverfotos: Depositphotos.com
Fotos zu den einzelnen Übungen: Depositphotos.com

35852306R00056

Printed in Poland
by Amazon Fulfillment
Poland Sp. z o.o., Wrocław